Die geschlechtliche Aufklärung im Erziehungswerke

Ein Wegweiser für Eltern
Erzieher und Ärzte

von

Dr. Josef K. Friedjung

Universitätsdozent für Kinderheilkunde und
Stadtschulrat von Wien

Vierte
verbesserte und erweiterte Auflage

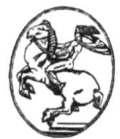

Wien
Verlag von Julius Springer
1926

ISBN-13: 978-3-7091-9662-5   e-ISBN-13: 978-3-7091-9909-1
DOI: 10.1007/978-3-7091-9909-1

Alle Rechte, insbesondere das der Übersetzung
in fremde Sprachen, vorbehalten

Vorwort zur zweiten Auflage

Der Gedanke der geschlechtlichen Erziehung hat sich durchgesetzt. Es werden wohl mehr als fünfzig Schulen sein, in deren Elternkreise ich seit etwa zwei Jahren ihre Notwendigkeit erörtert habe, und in allen Schichten der Bevölkerung, selbst bei zahlreichen Lehrern der katholischen Religion, begegnete ich vollem Verständnis, fand ich ungeteilte Zustimmung. Leuchtet doch allen eine Beweisführung ein, die offensichtlich eine schönere Zukunft heraufführen helfen will. Wir können es nicht hindern, daß unsere Kinder geschlechtsreif werden. Während wir sie aber sonst für alle etwa möglichen Wechselfälle des Lebens zu wappnen suchen, hat man es bisher geflissentlich unterlassen, dieser unausweichlichen Entwicklung in der Erziehung Rechnung zu tragen: Wie es unsere Kinder anstellen sollen, um als geschlechtsreife Menschen froh und doch charaktervoll, natürlich und doch gesund zu bleiben, der Menschenliebe neben der Eigenliebe Raum genug zu lassen, darüber haben Erzieher und Ärzte sich bisher allzuwenig Rechenschaft gegeben. Zu schwer sind die Schäden, die solcherart geschehen und sich forterben. Hier muß Wandel geschaffen werden!

Mai 1922

Der Verfasser

Vorwort zur vierten Auflage

Erfreulich schnell ist eine neue Auflage dieser bescheidenen Schrift notwendig geworden. In immer weitere Kreise dringt die Überzeugung von der Wichtigkeit der hier behandelten Erziehungsfrage. Von unschätzbarem Werte für die Aufrufung der Eltern zu ihren großen Pflichten sind die von der Wiener Schulbehörde so eifrig geförderten Elternvereine. Und es ziemt sich wohl, dieser Behörde für die verständnisvolle Unterstützung bei der anfangs so schwierigen Aufklärungsarbeit herzlich Dank zu sagen. Möchten doch alle Schulbehörden diesem Beispiele folgen! Mit Geduld müssen wir der Ernte harren: sie kann nicht ausbleiben.

Wien, im Herbst 1926

Der Verfasser

*Nicht nur fort sollst du dich pflanzen,
sondern hinauf*
(Nietzsche: „Also sprach Zarathustra")

Einleitung

Ziele und übliche Wege der Erziehung

Aus unseren Kindern körperlich und geistig gesunde, leistungs- und widerstandsfähige, zuverlässige, in Freud' und Leid maßvolle, zur Hingebung an die Allgemeinheit bereite Menschen zu entwickeln, das dürfte wohl als Ziel der Erziehung allgemeine Zustimmung finden. Indes, die A n l a g e n und E n t w i c k l u n g s m ö g l i c h k e i t e n der Kinder sind außerordentlich verschieden, und darum muß jeder denkende Erzieher zunächst bemüht sein, sich über das Wesen des ihm anvertrauten Kindes klar zu werden. Erst dann wird er sich den Erziehungsplan zurechtlegen können, der imstande wäre, aus dem Kinde mit den gegebenen Anlagen das Beste herauszuholen. Seinen Absichten wird er natürlich auch die Einflüsse der Umwelt dienstbar machen wollen. — Wie verstiegen klingen diese Forderungen angesichts der Welt, in der unsere Kinder aufwachsen! Selten nur wird die Aufgabe ihrer Erziehung so zielbewußt durchdacht; was sich hier breit macht, ist viel öfter trostlose Pfuscherarbeit. Die menschliche Gesellschaft, deren glückliche oder unselige Gestaltung nicht zuletzt von der Erziehung der Kinder abhängt, hat sich bisher um sie kaum gekümmert. Man hat diese verantwortungsvolle Arbeit vielmehr im allgemeinen den Eltern überlassen, die, ohne jede Vorbereitung, ohne jeden Nachweis erzieherischer Befähigung, ihr Amt auf sich nehmen kraft der zufälligen Tatsache, daß sie Kinder in die Welt gesetzt haben. Ja, die Erfahrung lehrt, daß sogar Eltern, bei denen nicht nur die materiellen Voraussetzungen, sondern auch reiches Wissen und pädagogische Schulung eine gute Kindererziehung zu gewährleisten scheinen, als Erzieher ihrer eigenen Kinder fast immer versagen, weil das Herz immer wieder den Verstand übermannt, weil unbeherrschte Zärtlichkeit oder Zorn ihnen so leicht das klare Urteil trübt. Wie sollte es erst der großen Masse schlichter Eltern gelingen, bei denen solche Voraussetzungen so oft gänzlich fehlen? Dennoch darf uns solche Einsicht nicht entmutigen, ja die tägliche Erfahrung muß uns mit größter Zuversicht erfüllen. Wenn uns jetzt schon, trotz der geschilderten Mißstände, so viele wertvolle Menschen begegnen, welche Entwicklungsmöglichkeiten eröffnen sich erst recht, wenn die Erziehung der Kinder nicht mehr Unkundigen anvertraut, sondern die Aufgabe zweckvoller Einrichtungen der menschlichen Gemeinschaft sein wird, die darin ihre vornehmste Verpflichtung erkannt hat! Die folgenden Ausführungen wollen einen kleinen Schritt vorwärtsführen. Viel selbstgesehenes Leid hat den Anstoß dazu gegeben.

1. Die herrschende Geschlechtsmoral und ihre Folgen

Der Arzt kann einem körperlichen Leiden nur dann zielbewußt begegnen, wenn er es in seiner ganzen Bedeutung erkannt hat. Auch der gesellschaftlichen Übel können wir erst dann Herr werden, wenn wir sie klar erfaßt haben. Wenn wir es also unternehmen, der Erziehung auf dem Gebiete der Geschlechtlichkeit neue Wege zu weisen, so müssen wir uns die herrschenden Zustände erst völlig bewußt machen. Die häßlichen Seiten unserer Kultur, die ich hier schildern muß, sind ja wohl bekannt, aber man schließt so gerne vor ihnen die Augen. In einem dunkeln Gefühle der Mitschuld will man an sie lieber nicht erinnert werden, und so gilt es in weiten Kreisen als ungehörig, von ihnen auch nur zu sprechen.

Blicken wir in ein elendes Proletarierheim! Kürzlich sah ich wieder eines: In Zimmer und Küche hausen drei Ehepaare, ein alter Mann und fünf Kinder. Das Leben der Erwachsenen spielt sich ungescheut vor den Augen der Jugend ab. Unflätige Reden, Zärtlichkeiten, Geschlechtsverkehr, Gebären und Sterben, alles geht in solchem Elendsquartier offen vor sich; Kinder schlafen mit den

Eltern, Geschwister, manchmal auch mehrere und verschiedenen Geschlechts teilen eine Bettstatt. Die Prostitution in der nächsten Nachbarschaft gilt der Jugend als ein zwar nicht sehr geachteter, aber einträglicher Beruf. Auf dem Lande wieder bietet den Kindern das Beispiel des wenig gehemmten Benehmens der Erwachsenen daheim und im Freien, die Beobachtung der Tiere, die mannigfache Gelegenheit verschwiegener Orte vielfache Antriebe, einander geschlechtlich näherzukommen. In den Schulen suchen schon junge Jahrgänge keinen Gesprächstoff so gerne, wie den vom Geschlechtsleben, von der Zeugung und Geburt der Kinder; da diese Dinge von den Erwachsenen geflissentlich verheimlicht werden, ergehen sich die Kinder oft in den abenteuerlichsten Vermutungen. Diese lüstern gefärbten Unterhaltungen und mannigfache unvermeidliche Gelegenheiten führen zu frühzeitigen Versuchen der Knaben sowohl, wie der Mädchen, den Geschlechtsverkehr aufzunehmen. Halbe Kinder noch, werden sie von Geschlechtskrankheiten ergriffen, Mädchen geschwängert. Schlüpferige Unterhaltung beherrscht die Geselligkeit weiter Kreise der Jugend, und die „Tanzschule" dient mehr der Aufpeitschung der Sinnlichkeit als dem Ebenmaß der Bewegungen. Operette und Lichtspiele ergänzen alle diese schädlichen Einflüsse oft in kluger Spekulation auf die irregeleitete Sinnlichkeit. Wenige Zeit später hält der junge Mann die Prostitution für selbstverständlich und bleibt ihr bis ins Alter treu; das junge Mädchen fällt ihrer Lockung und ihren Gefahren zum Opfer oder spielt wenigstens mit dem Gedanken, sich so oder anders möglichst teuer zu verkaufen. Der sexuelle Witz erfreut sich der größten Beliebtheit, selbst sonst ernste Männer hören ihn mit Schmunzeln, und „Damen" tragen ihn kichernd weiter. Die eheliche Treue der Männer ist zum Spott geworden, und auch gar manche Frau hält derlei für altmodisch und töricht. Daneben wird aber die geschlechtliche Not des alternden Mädchens, der verwitweten oder verlassenen Frau nicht etwa bemitleidet, sondern herzlos gehöhnt. Und überall bekennt man sich zur doppelten Geschlechtsmoral, doppelt in zwei Richtungen. Auf der einen Seite räumt man dem Manne alle Freiheiten ein, die man der Frau verweigert; auf der anderen bekennt man sich öffentlich zu sittlichen Grundsätzen, die man im Geheimen verlacht und ohne Scheu verleugnet, und so macht sich allüberall auf dem Gebiete des Geschlechtlichen eine Verlogenheit breit, die jeden ehrlichen Menschen mit Abscheu erfüllen muß. Die Priester stehen, soweit sie guten Willens sind, diesen tieftraurigen Zuständen ratlos gegenüber: mit Moralsprüchlein ist ihnen nicht beizukommen. Dabei ist ja der katholische Klerus selbst der sexuellen Not überantwortet, an der er entweder zerbricht oder — auf unerfreulichen Umwegen vorbeigeht.

Eine andere Seite dieser sittlichen Verlotterung auf dem Gebiete des Geschlechtslebens ist aber die erschreckende Verbreitung der Geschlechtskrankheiten unter allen Kulturvölkern. Die technische Vervollkommnung der Verkehrsmittel, die das Reisen erleichterte, das rasche Wachstum der Städte, der Alkohol, die allgemeine Wehrpflicht, zuletzt der wahnwitzige Krieg, haben in dieser Hinsicht furchtbar gewirkt. Zwei Krankheiten sind es vor allem, die hiebei in Frage kommen: die S y p h i l i s und der ansteckende Katarrh der Geschlechtswege, in Süddeutschland und so auch in Wien allgemein unter dem Namen „T r i p p e r" bekannt.

Die Syphilis wird durch das Eindringen mikroskopisch kleiner, korkzieherartig gewundener Lebewesen in die Haut oder Schleimhaut hervorgerufen. An der Stelle der Ansteckung der Haut entsteht ein Knötchen, das rasch zu einem Geschwür zerfällt, die benachbarten Lymphdrüsen schwellen an; nach wenigen Wochen verraten Ausschläge, daß das Gift in den Blutkreislauf und damit in den ganzen Körper eingebrochen ist. Und nun folgt, wenn der Kranke sich nicht gewissenhaft behandeln läßt, oft eine Kette von so bedenklichen Syphilisformen, daß ihnen ein Viertel, selbst ein Drittel der Angesteckten erliegt. Und noch nach Jahrzehnten kann sich das Verhängnis erfüllen. Ungefähr ein Drittel aller organischen Herzerkrankungen entsteht als Folge syphilitischer Ansteckung. Dazu kommen die leider nicht seltenen Erkrankungen des Gehirns und Rückenmarks, die Paralyse und Rückenmarkschwindsucht. In Österreich erkrankten vor dem Kriege an dieser schrecklichen Geisteskrankheit Paralyse jährlich 2000 Menschen. Und jeder Frau, die sich solch einem Kranken in Liebe verbindet, drohen die gleichen Gefahren. Und erst recht heimgesucht sind die Früchte solcher Vereinigungen: Von 1700 Schwangerschaften syphilitischer Frauen endeten 579 mit Abortus und Totgeburt, 956 dieser Früchte starben in den ersten Lebensjahren, und nur 165 blieben am Leben. Wie viel Schmerzen, Kummer, durchweinte Nächte bergen diese trockenen Zahlen!

Die zweite der gefürchteten Krankheiten, der Tripper, wird von den Männern zumeist leicht genommen, weil ihre Beschwerden gewöhnlich rasch schwinden. Aber sie bleiben, wenn sie sich nicht völlig heilen lassen, mit ihrer Absonderung von Tripperkeimen ansteckend, oft durch ihr ganzes Leben. Manch einer von ihnen erkrankt immerhin an schweren Blasen-, Nierenkomplikationen, Gelenksrheumatismus mit Herzerscheinungen gefährlichster Art, verderblichen Augeninfektionen; Verödung der entzündeten Nebenhoden macht ihn zeugungsunfähig. Viel schwerer aber sind die von ihnen krank gemachten Frauen betroffen: mindestens ein Viertel aller sogenannten Frauenkrankheiten mit ihren Schmerzen, ihrer Untergrabung der Lebenslust und Arbeitsfähigkeit, ihren oft schweren Gefahren fürs Leben, der Vernichtung der Fruchtbarkeit ist eine Folge der Ansteckung mit Tripperkeimen. Und auch die Kinder solcher Eltern sind schwer bedroht: Während der Geburt sind ihre Augen der Verunreinigung ausgesetzt, und wenn nicht unmittelbar nach der Entbindung eine vorbeugende Einträufelung vorgenommen wird, kommt nach wenigen Tagen eine schwere eitrige Entzündung zur Entwicklung, die nicht selten das Auge rasch vernichtet. Und auch später sind kleine Mädchen häufig die Opfer einer Infektion der Geschlechtsorgane mit Tripperkeimen, die von erwachsenen kranken Frauen ihrer Umgebung so leicht auf sie übertragen werden. Das sind dann außerordentlich hartnäckige und nicht ungefährliche Erkrankungen.

Das also sind die Feinde, die unsere Jugend bedrohen; ihre Verbreitung übersteigt die Vorstellungen selbst gebildeter Laien. Ältere und neue Zählungen der Geschlechtskranken in verschiedenen Ländern Europas haben übereinstimmend ergeben, daß jeder 30 jährige Mann durchschnittlich zweimal tripperkrank, jeder vierte bis fünfte überdies mit Syphilis angesteckt war. Und wenn man nun weiter fragt, wie sehr unsere Jugend an diesem Unglück teilhabe, so teilt z. B.

Finger in Wien aus seiner Klinik mit, daß vor dem Kriege von 1000 seiner männlichen Kranken 42 noch nicht 18 Jahre alt waren; jetzt sind ihrer 111. Von 1000 geschlechtskranken Frauen waren vor dem Kriege 129 Kinder unter 18 Jahren, jetzt sind es 213. Dabei darf man nicht übersehen, daß ein großer Teil der Jugendlichen aus falscher Scham und Angst, aus Leichtsinn den Arzt in solchen Fällen überhaupt nicht aufsucht. Und im Gefolge des Krieges hat sich dies allgemein verschlechtert. So waren in Berlin z. B. im Jahre 1919 achtundzwanzig vom Hundert von den unentgeltlich behandelten geschlechtskranken „Männern" Jungen unter 18 Jahren. Und die nächsten Opfer sind die Frauen: Aus Würzburg berichtet z. B. Zieler, daß die Zahl der geschlechtskranken Männer auf das Dreifache, die der geschlechtskranken Frauen auf das Achtfache der Vorkriegszeit gestiegen sei. Und auch der weiblichen Kinder! Im Jahre 1918 wurden in Wien rund 1800 Mädchen von 13—15 Jahren als Geschlechtskranke eingeliefert. Unter den von der Wiener Sittenpolizei im Jahre 1919 wegen geheimer Prostitution angehaltenen 2374 Frauen waren 804 minderjährig, 373 Kinder, alle unausweichlich der geschlechtlichen Infektion preisgegeben.

2. Gewissens- und Erziehungsfragen

Die hier geschilderten Tatsachen genügen wohl, um auch schlummernde Gewissen, matte Herzen aufzurütteln. Hier darf die läßliche Redensart, so sei es immer gewesen und werde wohl auch immer bleiben, keinen Platz finden. Wir müssen vielmehr die Einsicht wecken, daß es so nicht sein müßte; dann wird sich wohl bald auch die Meinung durchsetzen, daß es so nicht bleiben d ü r f e. Das Gewissen unserer Eltern muß wachgerufen werden, wir müssen sie fragen: Ziehet ihr eure Kinder dazu auf, sorgt ihr euch dazu viele Jahre, oft in durchwachten Nächten, um ihr körperliches und seelisches Gedeihen, damit sie, kaum den Kinderschuhen entwachsen, sich und ihre Würde führerlos verlieren, ihren Körper ungewarnt und schutzlos schweren Gefahren aussetzen, um dann selbst Gefahr zu werden für jeden Kreis, in den sie treten? Ihr tut so, wie ein Edelsteinschleifer, der sich viele Tage bemüht hat, dem Steine die richtige Form, den rechten Schliff und Glanz zu verleihen, und ihn dann achtlos in den Schmutz gleiten und in ihm liegen läßt. Unsere Eltern tun solches Tag für Tag. Und nicht nur aus Unwissenheit — da könnte man ihnen noch verzeihen —, oft genug auch aus Herzenskälte, Feigheit, Unentschlossenheit! Es muß ihnen doch endlich klar werden, daß es sich hier um die Erfüllung einer Pflicht handelt, der sie sich als gewissenhafte Eltern nicht weiter entziehen dürfen. Und vor allem die Mütter müßten als Frauen dieser Verpflichtung eingedenk sein, sie, die immer wieder selbst Opfer werden der Wirkungen des sträflichen Vergessens solcher Pflicht. Die Frau, deren aufstrebendes Selbstgefühl schon lange die herrschende G e s c h l e c h t s m o r a l als Beleidigung empfindet, muß erkennen, daß eine neue, edlere nur auf dem Wege der G e s c h l e c h t s - e r z i e h u n g möglich ist, die man bisher kaum gekannt, geschweige denn gepflegt hat.

Freilich, anders gestaltet sich die Aufgabe an dem Kinde in ländlichen, inbesondere bäuerlichen Verhältnissen, anders an denen des in menschenunwürdigen Räumen elend hausenden Proletariats, anders an den besser behüteten Kindern der qualifizierten Arbeiterschaft, des mehr oder weniger gebildeten Mittelstandes oder gar der Reichen. Es müßten ebensoviele Wege der geschlechtlichen Erziehung gesucht und geschildert werden. In den folgenden Ausführungen befasse ich mich hauptsächlich mit der Erziehung der Kinder der dritten Gruppe, der glücklicheren Stadtkinder. Nicht, daß sie der Hilfe etwa dringender bedürfen als die anderen; aber diese Elternkreise sind Erziehungsreformen am ehesten zugänglich, und darum hat man an sie in den letzten Jahren vor allem gedacht, wenn von sexueller Aufklärung oder Erziehung die Rede war.

Jedem Einsichtigen muß klar sein, daß die „Aufklärung" nur ein Teil der Erziehung sein kann, und darum ist es eine falsche Einwendung gegen unsere Bestrebungen, wenn immer wieder gesagt wird, Aufklärung schütze doch nicht vor Geschlechtskrankheiten: auch Mediziner, selbst Ärzte, würden geschlechtskrank, wiewohl ihre Aufklärung gewiß nichts zu wünschen übrig lasse. Aber das beweist doch nur, daß Aufklärung a l l e i n zum Schutze nicht genügt, jedoch nicht, daß dieser Schutz o h n e Aufklärung möglich sei. Wenn ein Mediziner, etwa nach einer Kneipe, im berauschten Zustande einer lockenden Dirne folgt und geschlechtskrank wird, wenn einem Arzte, der bei reichem medizinischen Wissen es doch nie erlernt hat, seine Triebe zu zügeln, bei einem galanten Abenteuer das Gleiche zustößt, so beweist das nur die Gefährlichkeit des Alkohols auch auf diesem Gebiete, beweist nur, daß zu dem Wissen noch ein anderes hinzutreten muß: Charaktererziehung und Willensbildung. Und so wie wir das bloße Wissen nicht überschätzen wollen, so sei auch der Überschätzung des Gegenteils, der sogenannten U n s c h u l d entgegengetreten, — eine Bezeichnung, die oft fälschlich für Unwissenheit, Ahnungslosigkeit gesetzt wird. Es ist das ein Ideal, den biblischen Überlieferungen entnommen, für das praktische Leben wertlos, weil auf die Dauer nicht haltbar, ja geradezu eine schwere Gefahr. Die Gegner der geschlechtlichen Erziehung gebärden sich fast immer als Anwälte der „Unschuld", der „Unberührtheit" unserer Kinder, die die schnöden Neuerer mit „plumper Hand" zerstören wollen. (Die Abneigung, Übelständen abzuhelfen, Mattherzigkeit und Feigheit verbergen sich besonders gerne hinter klingenden Redensarten.) Man mache sich doch einmal klar, daß kein normales Kind der geschlechtlichen Aufklärung auf die Dauer entgehen kann: mit 14 Jahren wissen schon fast alle Kinder über die geschlechtlichen Beziehungen Bescheid. Aber woher haben sie dieses Wissen? Von Schulkameraden, wissenden Freunden, lüsternen, unverantwortlichen Erwachsenen, die daran ihr Vergnügen finden, sich mit Kindern über geschlechtliche Angelegenheiten zu unterhalten, haben sie es in der schmutzigsten, widerwärtigsten Form heimlich erworben, und damit wurde ihre Phantasie beschmutzt und gewöhnlich für alle Zeiten unfähig, die Beziehung von Mann und Frau jemals durchgeistigt, von sittlichen Ideen beherrscht, zu sehen. **Die unentwegten Hüter der kindlichen Unschuld sind so in Wahrheit die beflissenen Erhalter der Gemeinheit der Erwachsenen.** Die Frage steht also gar nicht so, ob unsere Kinder aufgeklärt werden sollen, sondern **von wem**. Und wenn man sich dies klar gemacht hat, dann wird man wohl mit der Antwort nicht schwanken, daß mit dem gegenwärtigen Zustande, unserer Kinder Aufklärung den schmutzigsten geheimen Erziehern zu überlassen, gebrochen werden muß. Und wenn z. B. eine Mutter bei der hier gestellten Aufgabe noch so ungeschickt vorginge, so stünden ihre Worte, weil sie aus reiner Absicht und darum aus reinem Munde kommen, immer noch turmhoch über den unsauberen heimlichen Unterhaltungen, denen die meisten von uns ihre erste geschlechtliche Aufklärung zu danken hatten. Wenn doch jeder Vater, jede Mutter sich der eigenen Kindheit erinnern wollte!

Aber die Überschätzung jener „Unschuld" muß noch von einer anderen Seite betrachtet werden. Es heißt da klare Begriffe schaffen! Unschuldig nenne ich den, der wissend sich vor Schuld bewahrte, wiewohl sie ihn lockte. Hier war die Erhaltung der Unschuld eine sittliche Leistung. Das, was man im Alltag Unschuld nennt, richtiger aber als Unwissenheit bezeichnen sollte, mag ja höchst anmutig erscheinen, — sittlichen Wert hat es nicht. Und im Augenblicke der Gefahr sind solche „unschuldige" Kinder weit wehrloser, als andere, denen man das klare Wissen um solche Gefahren beigebracht hat. Der tiefe sittliche Sinn des Wagnerschen „Parsifal" wird doch von jedem, der offenen Auges ins Leben blickt, täglich neu erlebt. Und zu allen diesen Erwägungen kommt nun noch die gerade für den denkenden Arzt entscheidende Tatsache: Wenn man fragt, woher denn unser vielfaches geschlechtliches Elend, insbesondere die furchtbare Verbreitung der Geschlechtskrankheiten komme, so lautet die Antwort einfach dahin: Weil wir die Kinder in dieser Hinsicht unerzogen und unbelehrt ins Leben und damit ins Unglück taumeln lassen. Es ist nicht richtig, daß hier, wie so oft behauptet wird, wirtschaftliche Verhältnisse maßgebend sind. Der Mittelschüler aus wohlhabendem Hause verfällt der gleichen Infektion wie der jugendliche

Arbeiter, in den glorreichen Armeen der elegante „Einjährige" nicht minder als der täppische Bauernjunge oder freudlose Proletarier, das wohlbehütete Mädchen mit der großen Mitgift ebenso wie die arme Hausgehilfin. Aber auch die Religion und Frömmigkeit ist kein Schutz vor derlei Unglück! Die Frau ist ja dabei fast immer die Leidende. Was nützte ihr ihre kindliche Gottgläubigkeit, wenn der Mann z. B. aus dem Kriege geschlechtskrank heimgekehrt ist? Oder ist der geschlechtskranke Priester eine unbekannte Erscheinung? Und wie soll der Neugeborene der Erbsyphilis, dem gefährlichen Augentripper mit frommer Gesinnung entgehen? Nein, hier gilt es, die wahren Zusammenhänge zu erkennen, statt sich zu belügen, n e u e Wege der Erziehung zu gehen, statt auf den alten trügerischen eigensinnig zu beharren.

3. Methodisches. Aufgaben von Schule und Haus

Die Frage, o b die zielbewußte geschlechtliche Erziehung eine Notwendigkeit sei oder nicht, haben wir aus Gründen der Rassenhygiene und der sittlichen Höherentwicklung des Menschengeschlechtes bejahen müssen. Damit ist aber die Antwort auf drei weitere Fragen notwendig geworden: W a n n hat diese Erziehungsarbeit zu beginnen? W e r sind die zu dieser Leistung berufenen Erzieher? W i e hat sie zu geschehen? Bei ihrer Besprechung wird noch manche Nebenfrage ihre Erledigung finden können.

Der Zeitpunkt, da die geschlechtliche Überwachung zu beginnen hat, ist die früheste Säuglingszeit. Die Behauptung von der u n g e s c h l e c h t l i c h e n Kinderzeit ist von aufmerksamen Müttern, wenn sie auch davon schweigen, schon längst als irrig erkannt. F r e u d s geniale Deutungen und meine eigenen zahllosen unmittelbaren Beobachtungen des Kindes haben dieses Vorurteil auch wissenschaftlich entwurzelt. Wir wissen, daß gerade die Kindheit von mannigfachen, selbstverständlich anfangs unverstandenen Trieben beherrscht wird, die wir später, wenn sie in den Dienst der Geschlechtsbeziehungen gestellt werden, als geschlechtliche Teiltriebe (z. B. das lustvolle Streicheln der Haut, der Schautrieb usw.) anzusehen gewöhnt sind. Ihre Überwachung, ihre verstehende und zarte Leitung und Bearbeitung muß einen Teil der Erziehung schon der ersten Jahre bilden. Und ein gewichtiges Stück dieses Erziehungswerkes bildet die sogenannte geschlechtliche Aufklärung, von der nun ausschließlich die Rede sein soll. Früher oder später erhebt sich in jedem Kinde die Frage nach seiner Herkunft oder allgemeiner nach der Herkunft der Menschen. Man darf sich diesen Zeitpunkt im allgemeinen nicht zu spät vorstellen: er dürfte zumeist in das 4. bis 5. Lebensjahr fallen. Der Augenblick des ersten Aussprechens dieser Frage ist entscheidend für die weitere Entwicklung des Kindes. Wird ihm ernst, wahrhaftig, seinem Fassungsvermögen verständlich geantwortet, dann wird der Grund gelegt zu einem schönen Vertrauensverhältnis zwischen Kind und Erziehern, das sich künftig immer wieder vom neuen bewährt. Wird das fragende Kind dagegen belogen oder unfreundlich abgewiesen, dann fühlt es sich bald in seinem Vertrauen zu uns enttäuscht; es geht seine eigenen Wege, entfremdet sich uns innerlich und wird so, wie die meisten Menschen sind: seelisch und körperlich zuerst gefährdet, dann fürs ganze

Leben geschädigt. Was soll man aber tun, wenn ein Kind gar nicht in dieser Richtung fragt? — Da muß schon ein grober Fehler der Einschüchterung geschehen sein; denn j e d e s normale Kind kommt eines Tages mit der Frage nach seiner Herkunft. Die Mutter wird sich also, wenn das Kind damit kommt, einige Minuten Zeit nehmen und etwa so sprechen: „Du hast mich gefragt, wie du zu mir gekommen bist. Das ist eine wunderschöne Geschichte, und jetzt bist auch schon groß genug, um sie zu verstehen. Denke dir nur: Du bist in mir gewachsen! Zuerst warst du ganz klein, daß man dich kaum hätte sehen können. Aber dann wuchsest du in meinem Leib und bald fühlte ich dich und freute mich nun viele Monate, daß ich bald ein Kindchen haben würde. Und bereitete mir nun alles vor: Die Wäsche für das Kleine und den Korbwagen und die kleine Wanne und Seife, alles zu seinem Empfang. Und als du endlich so groß warst, daß du allein leben konntest, da habe ich dich aus meinem Körper losgelöst, unter großen Schmerzen geboren. Aber gerade darum hatte ich dich dann noch lieber, und auch du hast mich immer schon so lieb gehabt, als hättest du gefühlt, du seist ein Stück von mir." So etwa wird dem Kinde zum ersten Male das große wundersame Geheimnis der Mutterliebe nahegebracht, und es lernt sein eigenes Verhältnis zur Mutter begreifen. Kann man ein solches Gespräch unsittlich nennen, das so schöne und notwendige Beziehungen heiligt und vertieft? Wenn wir aber dem Kinde mit dem Storchmärchen oder einer anderen gutgemeinten Lüge antworten, so gibt es sich wohl zunächst auch zufrieden; es zweifelt ja noch nicht an unserer Wahrheitsliebe, die wir doch von ihm immer wieder so strenge fordern. Früher oder später aber, meist in Gesprächen mit Gespielen, entdeckt es, wie sehr man seine Vertrauensseligkeit betrogen habe. Und damit zerbricht unausweichlich das Vertrauensverhältnis, in dem es bis dahin zu seiner erwachsenen Umgebung, insbesondere den Eltern, stand. Es lernt sich von nun ab seine Auskünfte bei willigeren Menschen holen, es erkennt, daß die Eltern hier etwas zu verheimlichen haben, und seine Begierde nach dem wahren Sachverhalt wird um so reger, alles das, was das Werden des Menschen betrifft, und damit bald alles Geschlechtliche wird zum Gegenstande der Heimlichkeiten und Phantasien, es gewinnt das bekannte Wesen des Geheimnisvoll-Lüsternen. Während die Eltern ihr Kind, das, einmal enttäuscht, um nichts mehr fragt, sich gelegentlich sogar dumm stellt, mit stiller Genugtuung für „unverdorben" halten, ist seine Gedankenwelt von geschlechtlichen Vorstellungen überflutet, hat es sich der Onanie ergeben, hat des Lebens Schmutz bereits seinen Weg gekreuzt. J e n e e r s t e F r a g e i s t a l s o e i n e S c h i c k s a l s f r a g e im wahrsten Sinne, und jene erste Antwort muß der Grundstein eines kunstvollen Erziehungsgebäudes sein, dessen Gerüst und Bau wir bald erörtern wollen. Je nach der Art des Kindes wird der Zeitpunkt dieses Beginnens früher oder später fallen. Ist es gewöhnt, uns zu vertrauen, dann können wir ruhig abwarten, bis es zu fragen beginnt. So entgehen wir auch der übertrieben gefürchteten Möglichkeit, dem Kinde seine „Unbefangenheit" zu früh zu nehmen. Übrigens lehrt die Erfahrung in dieser Hinsicht, daß die „Aufklärung" nach unserer Art, wenn sie „zu früh" an das Kind herangebracht wird, einfach keine Anteilnahme findet; daß sie dann etwa schade, konnte nie beobachtet werden. Um so gefährlicher aber ist es, wenn wir mit dieser Pflichterfüllung zu lange zögern, zu spät beginnen. L i e b e r a l s o um ein Jahr zu früh als um eine Stunde zu spät!

Mit der Beantwortung der Frage nach der Zeit, w a n n wir unser Erziehungswerk zu beginnen hätten, ist auch die zweite schon erledigt, w e r dies auf sich nehmen solle. Soweit es sich um die Entscheidung zwischen Schule und Haus handelt, kann bei unseren heutigen Einrichtungen diese Aufgabe nur der Familie zufallen. Jene erste Frage stellt sich bei verschiedenen Kindern auf verschiedenen Altersstufen ein, bei sehr vielen — vielleicht ist es die Mehrzahl — schon vor dem Alter der Schulpflicht. Soll man das Kind also mit der Antwort auf die Zeit vertrösten, bis es in der Schule sein werde? Und in den Schulklassen sitzen doch zumeist gleichalterige Kinder, deren Reife für d i e s e Fragen aber sehr ungleich ist. Man käme also in der Schule bei manchen der Kleinen mit der Aufklärung zurecht, bei anderen zu früh oder zu spät; das Vorgehen wäre also sehr unsachgemäß. Die pädagogische Aufgabe, von diesen Dingen vor einer größeren Kindergruppe zu sprechen, ist aber auch den meisten unserer Lehrer und Lehrerinnen noch zu fremd, um eine befriedigende Lösung erwarten zu lassen. I c h s t e l l e d e s h a l b f ü r u n s e r e h e u t i g e n V e r h ä l t n i s s e a l s i d e a l e F o r d e r u n g a u f , d i e g e s c h l e c h t l i c h e A u f k l ä r u n g m ö g e v o n d e n h ä u s l i c h e n E r z i e h e r n b e s o r g t w e r d e n . Freilich können wir uns dabei nicht verhehlen, daß die Mehrzahl der Eltern weder sittlich, noch wissenschaftlich oder erzieherisch befähigt ist, die hier gestellte Aufgabe auch nur befriedigend zu lösen. Aber das gilt ja auch für die gesamte übrige Erziehung, ohne daß man sich darum bisher viel

Sorgen gemacht hätte. Und es ist natürlich trotz alledem, wie ich schon einmal sagte, wahr, daß ein Vater, eine Mutter, mögen sie die geschlechtliche Aufklärung noch so ungeschickt versuchen, es dennoch tausendmal schöner und würdiger treffen werden als jene unvermeidlichen geheimen Miterzieher, denen unsere Kinder bisher ausgeliefert waren. Aber gewiß, zahlreiche Eltern bleiben ihren Kindern diese Leistung schuldig, weil sie nicht w o l l e n, noch viel mehr, weil sie nicht k ö n n e n, die meisten, weil sie nicht w i s s e n, wie notwendig sie sei: Bei einer großen Zahl unserer armen Kinder sorgen, wie wir sahen, die elenden Wohnungsverhältnisse in der brutalsten Form für die geschlechtliche Aufklärung, bei nicht wenigen, auch aus wohlhabenden Ständen, das gemeinsame Schlafzimmer des Kindes und der Eltern. In allen diesen Fällen könnte die Schule die schöne Aufgabe übernehmen, einen Ersatz oder eine Läuterung dessen zu bieten, was in früheren Jahren an der Kindesseele versäumt oder gesündigt wurde. Aber auch dazu sind Erzieher notwendig, an denen unsere Schule noch nicht reich genug ist: rein an Gesinnung, reich an Wissen, von feinstem erzieherischen Takt. Was aber die Schule jetzt schon zu bieten hätte, das ist die n a t u r w i s s e n s c h a f t l i c h e U n t e r l a g e, auf die dann die Eltern ihre Belehrungen und Nutzanwendungen stützen und aufbauen sollen. Hier erwächst der Schulerneuerung eine gewichtige Aufgabe.

Denn darin sind wohl alle erfahrenen Erzieher, die sich mit der Frage der geschlechtlichen Aufklärung beschäftigt haben, einig, daß man dabei an naturwissenschaftliche Erkenntnisse anknüpfen müsse, daß der Blick des Kindes auf das Allgemeine, auf die großen Gesetze des

Lebens in der Gesamtnatur zu lenken sei. Selbstverständlich darf diese Belehrung nicht in einem langwierigen Vortrage bestehen, sondern in zahlreichen immer wieder anregenden Gesprächen, die sich nicht über Wochen oder Monate, sondern über Jahre erstrecken: scheinbar absichtslos knüpfen sie an gelegentliche Fragen des Kindes an, vermeiden jede Ermüdung mit allzu viel trockener Gelehrsamkeit, so daß sie Groß und Klein zu lieben Erinnerungen fürs Leben werden. Immer wieder knüpft man an das in früheren Unterhaltungen Gewonnene an, und es wird all dies um so leichter vonstatten gehen, je früher das Kind Beziehungen zur lebendigen Natur gewonnen hat.

Am besten wird man sich an Beobachtungen im Pflanzenreiche anlehnen. Wir werden, wenn das Kind uns mit jener ersten Frage verraten hat, daß es seine Forschertätigkeit in dieser Richtung aufgenommen habe, uns etwa eine Tulpen- oder Lilienblüte heimbringen und ihm zeigen, daß sie uns nicht nur mit ihrer Schönheit erfreuen, sondern auch sehr viel Merkwürdiges lehren kann: wir werden ihm die sechs Staubgefäße zeigen mit ihrem gelben Blütenstaub (den **männlichen Samenzellen**) und im Grunde der Blüte den runden Fruchtknoten, der sich nach oben in den Griffel und sein oberes Ende, die Narbe, fortsetzt. In seinem Schoße ruhen kleine weiße Kügelchen, die **weiblichen Eizellen**. Was aber geschieht mit diesen männlichen Samenzellen und weiblichen Eizellen? Wenn Bienen und andere geflügelte Gäste kommen, um an dem süßen, in den Blüten bereiteten Honig zu nippen, beladen sie ihren Körper unwillkürlich mit den Samenzellen. Machen sie dann einer zweiten Blüte der gleichen Art ihren Besuch, um zu naschen, so bleiben einzelne der Samenzellen an der klebrigen Narbe haften; sogleich beginnen sie zu wachsen, treiben einen schlauchförmigen Fortsatz durch den Griffel bis zu den Eizellen im Innern des Fruchtknotens. So vereinigen sich Samen- und Eizellen, die Blume verblüht und entwickelt aus sich die Frucht, aus der wieder die gleiche Tulpenpflanze erwachsen kann. — Und an einem schönen Frühlingstage gehen wir mit unserem Kinde ins Freie und freuen uns mit ihm all der Pracht der blühenden Natur, zeigen ihm die Obstbäume, deren Früchte ihm hoffentlich bekannt sind. Und nun erinnern wir uns wieder des Baues und der Bedeutung der Blüten: der männlichen Samen-, der weiblichen Eizellen, aus deren Vereinigung die Frucht entsteht, deren Samen den Keim eines neuen Baumes birgt. Und gerne erinnert sich der Kleine der Äpfel und Pflaumen, der Birnen und Kirschen. Und schon in diesem Zusammenhange wird man leicht darauf verweisen können, wie oft die schönste Frucht für uns wertlos wird, wenn ein Insekt seine Eier in die Blüte abgelegt hat, und nun ein „Wurm" sich an der werdenden Frucht mästet. Wir werden das später für unsere Erziehungsarbeit gut verwenden können.

Ein anderes Mal erzählt man etwa von dem Aufbau aller organischen Wesen, Tiere und Pflanzen, aus Zellen, man wird das Aussehen der Zelle, ihre Vermehrung schildern, die Vermehrung durch Teilung, die wir bei den niedrigsten Lebewesen ebenso finden, wie bei den großartigen Zellstaaten der Wirbeltiere. Und ähnlich wird man wieder bei anderer Gelegenheit von der mutmaßlichen Herkunft unserer Erde als einer Tochter unserer Sonne berichten, von ihrer fortschreitenden Abkühlung bis zur Möglichkeit und Entwicklung von Lebewesen auf ihr. Im unablässigen Ringen mit den Naturgewalten hat sich dann in ungeheuren Zeiträumen ein immer reicheres und vielfältigeres Tier- und Pflanzenleben auf ihr entfaltet, immer höhere und vollkommenere Lebensformen bis empor zum Menschen, dem jüngsten Kinde der schöpferischen Natur. In ihrem gleichen Aufbau aus Zellen bezeugen sie alle den gemeinsamen Ursprung. Und wie jedem dieser Lebewesen der Trieb und die Fähigkeit innewohnt, sich selbst zu erhalten, so ist ihnen auch der andere Trieb gegeben, ihre Art zu erhalten, das heißt, sich fortzupflanzen. Neben der Vermehrung durch Teilung findet man schon bei sehr einfachen Organismen die Verschmelzung zweier gleichartiger Zellen zu einer neuen, der Tochterzelle. Und bei anderen niedrigen Pflanzenformen sehen wir auch schon nach dem Gesetze zweckmäßiger Arbeitsteilung eine kleine, leicht bewegliche, geißeltragende S a m e n z e l l e sich vereinigen mit einer großen, ruhenden, nährstoffreichen E i z e l l e, um einer T o c h t e r z e l l e das Leben zu geben: zum ersten Male eine geschlechtliche Scheidung und Vereinigung, die bei höher entwickelten Lebewesen fast alles Sein beherrscht. Je höhere Lebensformen in endlosen Zeiträumen zur Entwicklung gelangen, desto mehr sondern sich in ihnen gewisse Zellgruppen nach ihren Leistungen, nach dem gleichen Gesetze der Arbeitsteilung, von den anderen ab: es bilden sich eigene Organe für die verschiedenen Funktionen. So übernehmen auch bestimmte Zellgruppen die Lieferung jener Geschlechtszellen: wir nennen sie G e s c h l e c h t s o r g a n e. Je höher der Tiertypus, desto zweckdienlicher sind sie gebaut für das erfolgreiche Zusammentreffen der Geschlechtszellen, für die Sicherung des neuen Lebens. Den Pflanzen der äußeren Gestalt nach ähnlich können wir dem Kinde etwa den Süßwasserpolypen, manche Medusen (Quallen) bezeichnen und zeigen, die in ihrem Körper, ähnlich der Tulpe, noch beiderlei Geschlechtszellen bereiten. Aber so wie es manche Pflanzen gibt, z. B. die Haselnuß, auf denen auf demselben Strauch Blüten wachsen, die nur männliche Samenzellen, andere, die nur weibliche Eizellen enthalten, also männliche und weibliche Blüten, so gibt es wieder andere, die nur entweder männliche oder weibliche Blüten tragen, z. B. manche Rübenarten. Bei diesen müssen Insekten die Befruchtung vermitteln. Hier können wir also männliche und weibliche Pflanzen unterscheiden, und diese Trennung nach Geschlechtern finden wir nun bei den meisten Tierarten: die Männchen bilden in ihrem Körper Samenzellen, die Weibchen Eizellen. So ist es z. B. schon bei manchen Quallen, beim Seeigel usw. An den Fischen ist das ja den Kindern von gelegentlichen Heringsmahlzeiten bekannt: der „Milchner" ist das Männchen, der „Rogner" das Weibchen. Wir werden bei solch einer Gelegenheit von der Laichzeit berichten können, und das Kind wird leicht einsehen, daß diese Fischbrut allen möglichen Gefahren preisgegeben ist. Weit sicherer schon ist für die Erhaltung der Nachkommenschaft bei den Lurchen gesorgt, noch besser bei Schlangen und Eidechsen. Bei diesen finden wir an der Bauchseite des Weibchens schon eine Geschlechtsöffnung, die zum Eierstocke führt und die Samenzellen des Männchens aufnimmt. Die befruchteten Eizellen entwickeln sich bis zu einer gewissen Größe, erhalten eine mehr oder weniger feste Schale und werden dann als „Eier" aus dem Körper entleert, „gelegt". Aber auch die gelegten Eier, die erst der Bebrütung bedürfen, werden von Feinden eifrig gesucht und verzehrt. Auch bei den Vögeln, die dem Kinde wohl wieder weit vertrauter sind, erreicht manches gelegte Ei nicht sein natürliches Ziel der Entwicklung. Von den Hühnereiern weiß das unser Kind aus eigener Erfahrung. Und so gelangen wir auf der Stufenleiter der Entwicklung bis hinauf zu den Säugetieren, bei denen das befruchtete Ei seine Entwicklung im Leib des Weibchens durchmacht bis zur Lebensfähigkeit; dann wird das lebendige Junge geboren und vom Muttertiere gesäugt. Schließlich sprechen wir auch wieder vom Menschen, der seinem Baue und seiner Lebensweise nach zu den Säugetieren zählt, der aber in klarer Absicht die Erhaltung seiner Nachkommenschaft betreibt. Und doch geht das Leben aller dieser Lebewesen nur auf eine Zelle zurück, und die Säugetierfrüchte müssen in ihrer kurzen Entwicklungszeit im Mutterleibe flüchtig alle jene Entwicklungsstufen berühren, welche die schöpferische Natur in Jahrmillionen, immer höheren Zielen zustrebend, die Lebewesen hat durchmessen lassen.

So weit und in viele Einzelheiten sollen den Erzieher die Gespräche mit dem Kinde führen, Gespräche, die auch für ihn zu den schönsten Erlebnissen zählen. Und wenn er das alles in schlichtem Ernst erörtert, an Bekanntes anknüpft, wenn er zum Fragen ermutigt, Unklarheiten gerne aufhellt, den Blick des Kindes für das Allgemeine weitet, dann verliert der Gegenstand all das Geheimnisvoll-Lockende, womit es sonst von der aufgestachelten Neugierde gerne umgeben wird. Alles das gelingt aber nur, wenn Kind und Erzieher ein rückhaltsloses Vertrauensverhältnis verbindet; nicht die bis zur Furcht gesteigerte Verehrung, sondern schüchterne Liebe und aneifernde Bewunderung werden das Kind für unsere Worte empfänglich machen. Es muß ohne Bedenken seine Gedanken und Zweifel äußern, seine Fragen tun, seine kleinen Sorgen eröffnen können, und der Erzieher muß ihm ein verstehendwilliges Ohr leihen, ohne Überhebung, ohne Spott Rede stehen und Rat erteilen. Unter diesen Voraussetzungen, die leider nicht oft anzutreffen sind, kann auch die Erörterung der Fortpflanzung keine Augenblicke peinlicher Verlegenheit bringen. Das Gespräch aber wird für unseren Zweck die weitaus beste Form der Belehrung sein, weil der Erzieher dabei das Kind genau beobachten, jedem Mißverständnis vorbeugen, jeder Frage sofort Rede stehen, den Ernst und die Würde der Aussprache sichern kann. Nur im Notfalle wird man die Aufklärung von einem noch so trefflich geschriebenen Buche oder gar mittels eines kurzen Gespräches bei dem Arzte besorgen lassen. Wo dies vorgezogen wird, ist sicher bereits vieles versäumt worden.

Aber mit der Belehrung allein ist es nicht getan. Das bloße Wissen ist für Charakter- und Willensbildung nicht entscheidend, wenn es auch unser Tun stark beeinflußt und zur Verhütung der Gefahren nicht entbehrt werden kann. Wir müssen noch andere Einflüsse wirksam machen, um die Entwicklung unserer Kinder mit Zuversicht abwarten zu können. Den obersten Rang unter diesen bestimmenden Kräften verdient wohl das lebendige Beispiel: wir müssen den Kindern Vorbilder sein in sittlicher Lebensführung, beherrscht und streng gegen uns selbst, voll Nachsicht und Rücksicht für andere, eins in Reden und Tun, wahrhaft und unbeugsam im Kampf gegen jegliches Unrecht, unermüdlich bis ins Alter in der Selbstvervollkommnung. Dies ist der beste Weg, die Jugend mit gleichen Idealen zu erfüllen. Aber jene Gespräche werden auch reiche Gelegenheit geben zu eindrucksvollen Bemerkungen über unsere Beziehungen zu unserer Umgebung und den Menschen überhaupt, sie werden das Gefühl der Verantwortung für die eigene Gesundheit und das Wohl aller kräftig fördern können. Um das etwa an zwei Beispielen zu erläutern! Der Landwirt wünscht auf seinem Hofe natürlich einen gesunden Nachwuchs seiner Haustiere: gesunde Füllen, Kälber usw. Dazu muß er sorgfältig gesunde Zuchttiere auswählen. So wie der Apfel verdarb, dessen Blüte von Insekten beschädigt war, so werden auch die Kälber krank und schwach sein, deren Elterntiere, Stier oder Kuh, von einer Krankheit ergriffen waren. Und so ist es auch mit den Menschen: Auch wir müssen auf unsere Gesundheit achten, wenn wir uns gesunde Kinder wünschen. Und wem täte es nicht leid, Schuld zu haben an dem Siechtum der eigenen Kinder? So erkennt das Kind, daß man nicht nur darum auf seine eigene Gesundheit achten müsse, um keine Schmerzen zu leiden, nicht das Bett hüten zu müssen, also aus egoistischen Gründen. Nein, auch um die kommenden Menschen vor Krankheit zu sichern, müssen wir unsere Gesundheit bewahren. „Auch du willst doch einmal Vater, Mutter gesunder Kinder werden!" Aber nicht nur die eigenen Kinder sollen gesund sein; nein, womöglich alle! „Und deshalb darf es dir nicht gleichgültig sein, wenn d u es nur gut hast, ob auch deine Kameraden genug zu essen, warme Kleidung, eine gesunde Wohnung haben. Denn wenn sie durch Entbehrungen siech werden, sind es später ihre Kinder auch." Und so wird unserm Kind soziales Empfinden, Menschenliebe nahegebracht in einem Alter, da solche Saat noch auf fruchtbaren Boden fällt. Oder: Der Bauer wird eine trächtige Kuh natürlich vor keinen schweren Wagen spannen, sie vor Mißhandlung ganz besonders schützen, damit das Junge, das sich in ihr entwickelt, nicht beschädigt werde. Wie viel mehr müssen wir der werdenden Mütter unter den Menschen achten! Wir müssen uns darum bemühen, daß sie von schwerer Arbeit befreit, von drückenden Sorgen verschont bleiben; wir müssen ihnen mit Achtung und jeder Rücksicht begegnen. Welch häßlicher Anblick, wenn eine Schwangere einen überfüllten Straßenbahnwagen besteigt, und keiner der jungen, gesunden Menschen macht ihr Platz und achtet so nicht des werdenden Menschenkindes! Bei solchem Gespräche wird unserem Kinde klar, daß unsere Zeit noch viel zu wenig der Mütter gedenkt. Vielleicht wird eine so erzogene Jugend im gereiften Alter bereiter sein, so schöne Menschenpflicht zu erfüllen als die heutige Welt. Diese zwei Beispiele, denen sich natürlich viele andere anreihen ließen, sollen klar machen, daß es sich bei unserem Plane durchaus nicht um eine seelenlose Aufklärung des Verstandes handelt, sondern um den planvollen Aufbau sittlicher Kräfte im Zusammenhange mit dem gesamten Erziehungswerke. Wanderungen, Sport ohne schädliche Übertreibungen, die Weckung des Sinnes für edle Unterhaltungen, das Angebot guten Lesestoffes wird unsere Absichten wirksam fördern können, wobei gleichzeitig Abscheu vor Schundliteratur, verdummenden Lichtspielen, niedrigem Theater, berauschenden Getränken bewußt geweckt werden kann. Und als Schlußstein unserer zielbewußten Arbeit ist dann etwa im 11. bis 13. Jahre die Aufklärung über die Bedeutung der Geschlechtsreife, die hohe Verantwortung der Elternschaft, die Schändung des Menschentums in der Prostitution, nicht nur der Frau, sondern auch des Mannes, die Gefahren der Geschlechtskrankheiten, bei Mädchen über die der frühen Schwängerung anzusehen. So wird es gelingen, jenen gefährlichen Krankheiten die zahllosen Opfer abzujagen, die ihnen bisher Tag für Tag ungewarnt verfallen, und eine innerlich freie Jugend aufzuziehen, die nicht, wie heute, stolz sein wird auf ihre „Abenteuer", sondern auf ihren gesunden Körper und ihre vornehme Denkweise.

Öfters wird die Befürchtung geäußert, der Inhalt solcher Gespräche werde vom Kinde in die Schule weitergetragen und könne es dort in unerwünschte Konflikte verwickeln. Wenn wir bei unserer Zwiesprache immer wieder durchblicken lassen, hier handle es sich um erhebende Erkenntnisse, die dem Kinde das schöne Geheimnis der Eltern- und Kindesliebe erst verständlich machen, um zarte, vertrauliche Mitteilungen von Eltern zum Kinde, über die man am besten mit niemand anderem spreche, die man sich doch mit häßlichen Witzen nicht werde beschmutzen lassen, dann kann man der stolzen Verschwiegenheit der Kleinen im allgemeinen ziemlich sicher sein.

Und in diesem Zusammenhange mag auch der aufklärenden Vorträge bei der Schulentlassung gedacht werden, die anderswo schon lange eingeführt, auch für die Wiener Schulen schon wiederholt gefordert wurden. Der leidenschaftliche Einspruch, der sich auch gegen diesen bescheidenen und durchaus nicht neuen Vorschlag erhoben hat, ist gewiß unbegründet, wenn dafür gesorgt wird, daß diese Vorträge nur solchen Persönlichkeiten anvertraut werden, denen neben dem nötigen Wissen ein warmes Herz, der gebotene Takt und der mitreißende sittliche Ernst eigen ist, um einer solchen Aufgabe gewachsen zu sein. Das wäre das Mindeste, was wir unsern Kindern an geschlechtlicher Erziehung bieten können. Vor dem Eintritte ins Leben sind solche Vorträge zeitgerecht; in einem späteren Alter wecken sie meist nur noch unfruchtbare Reue.

Zum Schlusse noch einige Worte zur Frage der Onanie, die so häufig im Zusammenhange mit der geschlechtlichen Aufklärung aufgeworfen wird! Laien, aber auch viele Ärzte, die über die Tatsachen nicht ausreichend unterrichtet sind, messen der sogenannten Selbstbefleckung eine übertriebene Bedeutung bei. Onanistische Neigungen sind im Kindesalter ohne schädliche Folgen außerordentlich verbreitet und reichen oft bis in die Säuglingszeit zurück. Wir dürfen uns darüber nicht wundern, denn unsere eigenen Pflegemaßnahmen, das tägliche Bad des Säuglings mit der notwendigen gründlichen Waschung der Geschlechtsteile, machen das Kind frühzeitig mit den lustvollen Empfindungen bekannt, die von diesen Organen ausgehen. Auch hier empfiehlt es sich, lieber die Tatsachen zu kennen, statt vor ihnen zu erschrecken. Wir werden die Kinder zum Sinn für Reinlichkeit, Selbstbeherrschung, Selbstachtung sanft erziehen und nicht mit sinnlosen und unwahren Drohungen, harten Strafen und Kränkung ihres Selbstbewußtseins nervöse Störungen erzeugen und so in der besten Absicht töricht manches Lebensglück untergraben.

Wer dem hier entwickelten Gedanken mitdenkend gefolgt ist, kann sich der Einsicht nicht verschließen, daß wir hier der Erziehung große und schöne Aufgaben gewiesen haben, denen sie bisher zum untilgbaren Schaden unserer Jugend, unseres Volkes, meistens ängstlich ausgewichen ist. Erzieher und Eltern, denen freiwillig übernommene oder aus den Verhältnissen erwachsene Pflichten kein leeres Wort sind, müssen zu ihrer Erfüllung um so bereiter sein, je besser sie sich **der** an ihnen selbst geschehenen Fehler erinnern. Wenn sie sich, von dem schönen Glauben an den Aufstieg der Menschheit erfüllt, jenes Mahnwort N i e t z s c h e s, das dieser Arbeit an die Spitze gestellt ist, seinem ganzen Inhalte nach zu eigen machen, so werden sie der hier gebotenen Wegweisung gerne und mit gutem Gewissen folgen. Es handelt sich dabei um keinen ersten kühnen Versuch mehr, sondern um ein vielfach schon von schönem Erfolge gekröntes Erziehungswerk. Unser Streben gehe dahin, es zum Gemeingut aller denkenden Erzieher werden zu lassen! Die Ärzte aber mögen sich hier einer ehrenvollen Führerpflicht bewußt werden.

Buch- und Kunstdruckerei „Steyrermühl", Wien, VI

Verlag von Julius Springer in Wien und Berlin

B Die kindliche Sexualität und ihre Bedeutung für Erziehung und ärztliche Praxis
Von
Dr. Josef K. Friedjung
Privatdozent der Kinderheilkunde an der Universität Wien
39 Seiten. 1923. 2.— Reichsmark
(Sonderabdruck aus „Ergebnisse der inneren Medizin und Kinderheilkunde", Band 24)

B **Pädagogische Therapie.** Von Dr. phil. Theodor Heller, Direktor der heilpädagogischen Anstalt Wien-Grinzing. 230 Seiten mit 3 Textabbildungen. 1914. 8.40 Reichsmark
(Aus Enzyklopädie der klinischen Medizin, Allgemeiner Teil)

Über Psychologie und Psychopathologie des Kindes. Von Dr. Theodor Heller, Direktor der Erziehungsanstalt Wien-Grinzing. Zweite, erweiterte Auflage. 63 Seiten. 1925.
3.40 Schilling, 2.— Reichsmark

B **Vorlesungen über Psychopathologie des Kindesalters.** Von Dr. med. August Homburger, a. o. Professor der Psychiatrie und Leiter der Poliklinik an der Psychiatrischen Klinik in Heidelberg. 872 Seiten. 1926.
27.— Reichsmark, geb. 29.40 Reichsmark

Psychologie des Säuglings, Von Dr. Siegfried Bernfeld, Wien. 272 Seiten. 1925.
20.40 Schilling, 12 Reichsmark, geb. 22.40 Schilling, 13.20 Reichsmark

B Zeitschrift für Kinderforschung
Begründet von J. Trüper
Organ der Gesellschaft für Heilpädagogik e. V. und des Deutschen Vereines zur Fürsorge für jugendliche Psychopathen
Unter Mitwirkung von G. Anton-Halle, A. Gregor-Flehingen i. B., Th. Heller-Wien-Grinzing, E. Martinak-Graz, H. Nohl-Göttingen, F. Weigl-Amberg. Herausgegeben von F. Kramer, Berlin, Ruth v. der Leyen, Berlin, R. Hirschfeld, Berlin, M. Isserlin, München, Gräfin Kuenburg, München, R. Egenberger, München
Erscheint zwanglos in einzeln berechneten Heften, die zu Bänden von 40 bis 50 Bogen Umfang vereinigt werden

Die Werke aus dem Verlage von Julius Springer in Berlin sind mit B vor dem Titel gekennzeichnet

Verlag von Julius Springer in Wien und Berlin

B **Geschlechtskrankheiten bei Kindern.** Ein ärztlicher und sozialer Leitfaden für alle Zweige der Jugendpflege. Unter Mitarbeit von W. Fischer-Defoy-Frankfurt a. M., F. Kramer-Berlin, E. Langer-Berlin, herausgegeben von Prof. Dr. A. Buschke, dirigierender Arzt am Rudolf-Virchow-Krankenhaus, Berlin, und Dr. M. Gumpert, Assistenzarzt am Rudolf-Virchow-Krankenhaus, Berlin. Mit 10 Abbildungen. 112 Seiten. 1926.   5.40 Reichsmark

Medizinische Grundlagen der Heilpädagogik. Für Erzieher, Lehrer, Richter und Fürsorgerinnen. Von Dr. Erwin Lazar, Regierungsrat, Privatdozent für Kinderheilkunde an der Universität Wien und Leiter der heilpädagogischen Abteilung der Universitäts-Kinderklinik in Wien. 102 Seiten. 1925.
6.60 Schilling, 3.90 Reichsmark

Kinderheilkunde und Pflege des gesunden Kindes. Für Schwestern und Fürsorgerinnen. Von E. Nobel, Privatdozent, o. Assistent der Universitäts-Kinderklinik, Lehrer der Krankenpflegeschule im Allgemeinen Krankenhaus, Wien, und C. Pirquet, o. ö. Professor für Kinderheilkunde an der Universität Wien, Vorstand der Universitäts-Kinderklinik, Wien. Unter Mitarbeit von Oberschwester Hedwig Birkner und Lehrschwester Paula Panzer. Mit 28 Abbildungen im Text. 157 Seiten. 1925.
7.— Schilling, 4.20 Reichsmark
Bei gleichzeitiger Abnahme von 10 Exemplaren je
6.30 Schilling, 3.78 Reichsmark

Die Ernährung gesunder und kranker Kinder auf Grundlage des Pirquetschen Ernährungssystems. Von Privatdozent Dr. Edmund Nobel, Assistent der Universitäts-Kinderklinik in Wien. Mit 11 Abbildungen. 74 Seiten. 1923. (Abhandlungen aus dem Gesamtgebiet der Medizin.)
2.50 Schilling, 1.50 Reichsmark

B **Besonnung und Belüftung Gesunder, Gelenk- und Lungentuberkulöser.** Von Professor Dr. med. Eugen Kisch, ärztlicher Leiter der „Heilanstalten für äußere Tuberkulose" in Hohenlychen und des „Ambulatoriums für knochen- und gelenkkranke Kinder" in Berlin. Mit 6 Abbildungen. 16 Seiten. 1926.
1.80 Reichsmark

Das Auge, die ihm drohenden Gefahren und ihre Verhütung. Von Professor Dr. Viktor Hanke. Etwa 160 Seiten. Erscheint Ende 1926.

Die Werke aus dem Verlage von Julius Springer in Berlin sind mit B vor dem Titel gekennzeichnet

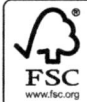

MIX
Papier aus verantwortungsvollen Quellen
Paper from responsible sources
FSC® C105338

If you have any concerns about our products,
you can contact us on
ProductSafety@springernature.com

In case Publisher is established outside the EU,
the EU authorized representative is:
**Springer Nature Customer Service Center GmbH
Europaplatz 3, 69115 Heidelberg, Germany**

Printed by Libri Plureos GmbH
in Hamburg, Germany